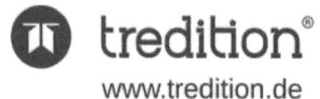

www.tredition.de

AF177769

Paul Eden

Stummer Schrei
nach Leben

Nach einer wahren Begebenheit

Alle Namen geändert.

Copyright: © 2019 Paul Eden
Titelbild: © Shutterstock

Verlag und Druck:
tredition GmbH
Halenreie 40-44
22359 Hamburg

ISBN
Paperback   978-3-7482-6146-9
Hardcover   978-3-7482-6147-6
E-Book   978-3-7482-6148-3

Bibliografische Information der Deutschen Nationalbibliothek:
Die Deutsche Nationalbibliothek verzeichnet diese Publikation in der Deutschen Nationalbibliografie; detaillierte bibliografische Daten sind im Internet über http://dnb.d-nb.de abrufbar.

Inhalt

.

Prolog

Alles leuchtete. Die Familie stand um den hübsch geschmückten Baum versammelt und sang Weihnachtslieder.

Harmonie stand in Gedanken versunken noch etwas länger vor dem Baum und dachte an vergangene Zeiten. Die Menschen um sie herum waren älter geworden, ihre kleinen Jungs mittlerweile hübsche junge Männer. Während sie ihre kleine Familie betrachtete, rissen alte Wunden brennend in ihrer Seele auf. Sie erinnerte sich an jenen Tag, an dem ihre schreckliche Misere begann …

Kapitel 1
Auf einen Schlag veränderte sich unser Leben

Es war ein paar Monate nach der Hochzeit, ein wunderschöner sonniger Augusttag. Die 23-jährige Harmonie und ihr Mann Steve wohnten mit ihren beiden kleinen Söhnen in einer gemütlichen Dachgeschosswohnung auf einem abgelegenen Bauernhof.

Sie bereitete gerade das Mittagessen zu, als ihr plötzlich ein schrecklicher Druck und ein Engegefühl in Brust und Rücken das Atmen unmöglich machte. Sie konnte nicht mehr schlucken, das Herz raste, kalter Schweiß bildete sich auf der Haut. Sie wurde schlagartig kreideweiß, ging zu Boden und lag in Todesangst da, der zerbrochene Teller neben ihr. Sie konnte nicht schreien, schleppte sich nach einem Moment der Schockstarre aber zum Telefon und drückte zitternd die Kurzwahltaste. Ein Verwandter, der nur ein paar Meter weiter wohnte, ging ran. Sie sagte leise: »Hilf mir ... ich sterbe ... komm ...«

Die Kinder spielten im Kinderzimmer und bekamen von all dem nichts mit. Ihre Mutter lag neben dem Telefon, ihre Haut verfärbte sich lila-grau, sie konnte es zu ihrem Entsetzen sehen, an ihren Ar-

men und Händen. Die Todesangst wurde unerträglich, das Herz schlug extrem schnell, dann plötzlich
wieder langsam und sie hatte das Gefühl, gleich das
Bewusstsein zu verlieren. Die Minuten erschienen
ihr wie Stunden.

Ihr Verwandter klingelte unterdessen Sturm. Der
Untermieter hörte es, kam angelaufen und fand
Harmonie. Gemeinsam halfen Sie ihr auf die Beine.
Der Verwandte wollte den Notarzt rufen, doch
Harmonie wollte keine Zeit verlieren und sofort
fahren.

Er stützte sie und half ihr zum Auto. Der Untermieter blieb solange bei den Kindern, bis Steve heim-
kam.

Kapitel 2
Der Höllen Marathon

In der Notaufnahme wurde ein kurzes EKG gemacht und der Arzt sah, dass Herzrhythmusstörungen vorlagen, die Hautfarbe war inzwischen aber wieder normal. Das umfangreichere EKG ergab bessere Werte, die Symptome waren stark zurückgegangen. Der Notarzt kam zu dem Ergebnis, dass es sich eindeutig nur um einen Angstanfall gehandelt habe.

Harmonie war noch so von dem schrecklichen Erlebnis betäubt, dass sie gar nicht richtig mitbekam, was dieser Halbgott in Weiß da von sich gab. Er gab ihr Tabletten gegen Depressionen. Damit war die Sache für ihn erledigt und er schickte sie wieder nach Hause.

Harmonie hatte bisher noch nie etwas von *Depression* gehört. Im Glauben an die Fachkompetenz des Arztes nahm sie aber brav die Tabletten, ohne die Diagnose infrage zu stellen.

Kapitel 3
Wen es trifft, hat Pech gehabt

Monatelang schluckte Harmonie die Tabletten, das Schwindelgefühl, an dem sie seit jenem Tag litt, war kaum noch zu ertragen. Woher kam das nur?
Es war dringend nötig, einen Termin im städtischen Krankenhaus in der Kardiologie zu vereinbaren.

Schon nach einigen Wochen lag sie im Krankenzimmer auf der Liege. Der Herr Professor untersuchte sie gründlich mit dem Ultraschal und stellte ihr schließlich im Sprechzimmer die Diagnose. Mit sehr ernster Mine erklärte er, sie habe einen ziemlich großen Tumor, ein Myxom in der rechten Herzkammer. Außerdem wäre da ein ebenfalls außergewöhnliches Septum-Aneurysma sowie ein Loch im Herzen zu erkennen. Er hätte noch niemals drei defekte dieser Art im Herzen gesehen, so etwas wäre höchst selten. Schon ein einziges dieser drei Phänomene konnte die von Harmonie beschriebenen Beschwerden verursachen. Er wollte mit seinen einem Kollegen sprechen, wie dies zu operieren sei.
Aber das brachte sie nicht weiter. Der Professor wusste sich tatsächlich keinen Rat und sagte Harmonie, dass sie das im Auge behalten müssten, sie

sollte sich doch bitte in einem Jahr wieder vorstellen, vielleicht gäbe es dann eine Lösung. Sie solle sich nicht anstrengen und keinen Leistungssport betreiben. Besorgt verabschiedete er sich von ihr und wünschte ihr viel Glück.

Jeden Donnerstag hatte Harmonie sich auf den zweistündigen Aerobic-Abend gefreut, doch seit dem schrecklichen Erlebnis war alles anders. Schon während der Aufwärmrunde musste sie pausieren, weil ihr die Luft ausging. Es fühlte sich an, als ob kein Sauerstoff in ihre Lungen käme. Das verblüffte sie, da sie früher problemlos zwei Stunden durchgehalten hatte. Ihre Trainingspartnerinnen sahen sie besorgt an und fragten, ob es ihr nicht gut ginge, da sie ganz blaue Lippen habe.

Es ging nicht mehr. Harmonie beendete das Training vorzeitig und fuhr nach Hause.

Zu Hause angekommen, fiel das Duschen auch aus. Sie sank aufs Bett und schlief kurz darauf ein.

Als am nächsten Morgen der Wecker klingelte, setzte sie sich auf und sah sich im Spiegel an, der am Schrank befestigt war. Sie erschrak, als sie die brillenartige Schwellung unter den Augen sah, auch ihre Beine waren ziemlich geschwollen und sie fühlte sich schlapp und müde. Der Schwindel war bereits ein ständiger Begleiter geworden.

Da Harmonie ein positiver Mensch war, tröstete sie sich damit, dass das alles auch mal ein Ende haben und es ihr bald wieder besser gehen würde.

Sie stand auf, wusch ihr Gesicht, kämmte sich die Haare, ging ins Kinderzimmer und weckte liebevoll ihre Kinder.

Nach dem Frühstück fuhr sie ihre Söhne in die Schule. Schleppend verging auch dieser Tag. Dass sie niemanden sehen lassen wollte, wie schlecht es ihr ging, machte es nicht leichter.

In manchen Stunden fing das Herz einfach so an zu rasen und Übelkeit stieg in ihr auf, sodass sie sich schweißgebadet übergeben musste. *Das darf doch alles nicht wahr sein*, dachte sie. Niedergeschlagenheit und Traurigkeit wechselten sich ab und wurden von Heulkrämpfen begleitet. *Nichts geht mehr*, dachte sie.

Sie hatte die *Insidon*-Tabletten, das Antidepressivum, das ihr der Notarzt verschrieben hatte, zunächst weiterhin eingenommen. Täglich nahm sie an Gewicht zu, ohne mehr zu essen, und wog bald statt der bisherigen 56 Kilo stolze 68 Kilo – bei 1,60 Meter Größe! Dann las sie sich endlich mal die Nebenwirkungen der Tabletten durch und stellte

fest, dass diese für Gewichtszunahme, Wasseranla-
gerungen, grundlose Traurigkeit, Heulkrämpfe,
Müdigkeit, und vieles mehr verantwortlich sein
konnten – all die Dinge, mit denen Harmonie zuvor
noch nie etwas zu tun hatte. Sie hatte zu diesem
Zeitpunkt bereits mehrere fruchtlose Diäten pro-
biert und war total frustriert. Dass der eine oder
andere meinte, sie sähe super aus, war das keine
Hilfe. Diese extrem schnelle Gewichtszunahme für
ein einst zierliches Persönchen war mehr als
schmerzhaft.

Harmonies Familienkreis war sehr groß und damit
gab es fast jedes Wochenende bei irgendwem einen
feierlichen Anlass. Sie hatte diese Feste immer ge-
liebt, aber mittlerweile war sie körperlich so
schwach, dass sie Steve alleine gehen ließ. Sie
konnte dann ruhen und schlafen.
Bald kamen die ersten Schuld Zuweisungen und
Beschwerden von den Menschen aus ihrem Um-
feld: »Du bist noch so jung, du kannst doch nicht
so krank sein. Und was ist mit deinem armen
Mann, reiß dich mal zusammen.« Das ging natürlich unter die Haut und Harmonie begann, sich zu
schämen und zurückzuziehen.

Dann war das erste Jahr seit dem Anfall vergangen. Die vorgesehene Herzuntersuchung hatte sich erledigt, da der damalige Professor das Klinikum verlassen hatte. Harmonie hoffte, dass das Problem sich von selbst erledigen würde und sie keine Untersuchung geschweige denn Operation mehr bräuchte, wenn sie sich ausreichend schonen und auf Sport verzichten würde. Der Alltag würde zwar etwas langsamer ablaufen, jedoch würden ihre Kinder sichert nicht mitbekommen, dass da etwas in ihrer Mutter schlummerte.

Da rief ein alter Freund an und bot ihr eine Arbeitsstelle bei der Post. Da die Familie Geld bitternötig hatte, sagte Harmonie zu, ungeachtet ihres Zustandes.

Am Vorstellungstag wurden nur vier von 50 Bewerbern eingestellt und Harmonie gehörte dazu. Sie fing in der Kommissionierung an. Ihre Aufgabe bestand darin, mit Briefen beladene Behälter auf Paletten zu heben.

Damit sie sich tagsüber um ihre Söhne kümmern konnte, nahm sie die Nachtschicht. Wenn Harmonies Eltern Frühschicht hatten, unterstützten sie sie und nahmen die Kinder bis abends zu sich, denn Steve hatte immer Mittagsschicht.

Drei Monate vergingen, bis der Abteilungsleiter Harmonie eine bessere Position in der Briefsortiererei anbot. Das bedeutete zwar strenge Akkordarbeit, aber sie durfte dabei manchmal sitzen. Das Beste waren die Arbeitszeiten: nachmittags von 17–19 Uhr, also eine ideale Zeit, um vorher Haushalt und Einkäufe zu erledigen und die Söhne zu versorgen. Außerdem war der Lohn sehr hoch.

Da sie sich als fleißige Mitarbeiterin gezeigt hatte, bekam sie einen Einjahresvertrag – vom Chef persönlich ausgehändigt.

So vergingen die Monate. Sie hatte sich an den Job gewöhnt. Das ewige Schwindelgefühl, das weiterhin anhielt, war das einzig Lästige an der ganzen Sache.

Einige Wochen bevor ihr Jahresvertrag auslief, bestellte der Personalchef Harmonie in sein Büro. Sie befürchtete, dass ihr nun die Beendigung ihres Vertrages angekündigt wurde, aber als sie aus dem Büro der Personalabteilung ging, hatte sie einen Zweijahresvertrag in der Tasche.

Tagsüber kümmerte sie sich um den Haushalt und die Jungs, am späten Nachmittag fuhr sie zur Arbeit am Fließband.

Eines Tages schlug ihr Herz plötzlich wieder schneller und schneller, sie hatte einen Puls von etwa 300 Schlägen die Minute, dazu die schon bekannte Enge in Brust und Rücken … Harmonie ließ die Briefe fallen. Atmen war unmöglich. Lippen und Haut wurden tiefblau, kalter Schweiß trat auf ihre Stirn. Die aufsteigende Übelkeit ließ sie Todesangst bekommen und sie fiel zu Boden. Sie dachte an ihre Söhne, ob sie sie jemals wiedersehen würde. Waren das ihre letzten Sekunden? Tränen standen ihr in den Augen. Innerlich schrie sie nach Gott und betete, denn nur er konnte noch helfen, so schien es. Dann verlor sie das Bewusstsein.

Ihre Kolleginnen standen starr vor Schreck neben ihr, bis die Schichtführerin zum Telefon lief und den Krankenwagen rief.

Nach einer Ewigkeit, wie es Harmonie vorkam, wurde sie wieder wach. Ihr Herz schlug immer noch sehr unregelmäßig, aber ihr wurde wieder wärmer, der Kreislauf fing an, sich zu normalisieren, allerdings sehr langsam. Elend langsam. Sie hörte von Weitem, wie eine Kollegin sagte, das wären bestimmt die Nerven wegen der Akkordarbeit, wenn man es dann am Herzen bekäme, hätte man eben Pech gehabt.

Der Notarzt war vor Ort, der Puls hatte sich fast wieder normalisiert.

Man brachte Harmonie in die nächste Klinik. Da dort alle anderen Betten belegt waren, kam sie auf die internistische psychosomatische Station. Dort las Harmonie an der Eingangstür, dass der Notarzt von damals diese Station leitete.

Ihr wurde mulmig, als er zur Tür hereinkam, um sie zu untersuchen. Er begrüßte sie mit den Worten: »Sie schon wieder«, und grinste, als sei sie eine Dauerpatientin, die ihm schon eine Jacht eingebracht hätte. Er bot ihr an, eine Therapie gegen die angeblichen Angstanfälle zu machen, oder sie könne gleich nach Hause gehen. Sie überlegte. Was würde Steve wohl sagen? Sie schämte sich, nach Hause zu gehen, spürte aber definitiv, dass es höchste Zeit war, etwas gegen ihren Zustand zu unternehmen. Also stimmte sie einer Therapie zu. Es war kurz vor Weihnachten …

Ihre Söhne waren zu dieser Zeit gerade mal elf und zwölf Jahre alt. Natürlich kam Steve sie mit den beiden besuchen. Er fragte verwundert, wieso sie auf einer psychosomatischen Station sei. Sie erklärte ihm, dass auf der anderen Station kein Platz mehr frei war und sie ohnehin nur für ein paar Tage bleiben würde. Die Söhne waren zwei sehr liebe

Kinder und sie wollte schnell wieder gesund werden, um bei ihnen sein zu können.

Kapitel 4
Wenn der Arzt zum Feind wird

Als ihre Lieben nach Hause fuhren, plagte Harmonie die Frage, ob es die richtige Entscheidung war, sich diesen Psychologen auszuliefern. Irgendetwas war anders. Nun war sie gerade den zweiten Tag in der Klinik und schon lungerten vorher ungekannten lästige Angstgefühle in ihr. Misstrauisch sah sie zu der Tablette in der Medikamentendose, die auf dem Nachtisch stand. Was wollte dieser Doktor Neunmalklug jetzt wieder an ihr testen? Das Gejammer einer wahrscheinlich *echten* psychisch Kranken im Nebenzimmer ließ Böses ahnen.

Am nächsten Morgen, bei der täglichen Visite, erklärte ihr der Arzt auf die Frage, was diese Tablette bewirken sollte, dass dieses Mittel ein Antidepressivum sei, das gut für sie wäre, da es beruhigend und stimmungsaufhellend wirke. Das Dumme dabei sei nur, dass man am Anfang Angst und Panik davon bekommen könne, aber das würde in der Regel nach vier bis sechs Wochen verschwinden. Sie protestierte und erklärte, dass sie keine Depressionen hätte und ein Stimmungsaufheller unangebracht sei. Doch er wurde laut und befahl ihr, die Tabletten weiter einzunehmen. Wenn sie sich nicht an die Anweisung halten würde, wäre die *Geschlossene* nicht weit weg.

Harmonie erkannte schlagartig den Ernst der Lage und spürte zum ersten Mal in ihrem Leben, wie es ist, ausgeliefert zu sein. Dieser Mann war dermaßen von sich eingenommen, dass er bereit wäre, ihr zu schaden, wenn sie sich widersetzte.

Er meldete sie für den nächsten Tag beim Herzultraschall an und ging dann verärgert.

In Harmonies Zimmer befand sich noch eine junge Frau, die tags zuvor einen Unfall hatte, sie wurde mit einem Schock und Schürfwunden aus einem brennenden Auto geborgen. Sie hatte die Diskussion zwischen Harmonie und dem Arzt mitbekommen und erzählte Harmonie, dass das ein ganz besonders arroganter Arzt wäre. Sie war Fotomodell und ein wenig dünn, wie alle Modelle, doch er nerve sie jeden Tag, würde ihr das Essen aufzwingen und gäbe ihr Tabletten. Sie habe aber alle die Toilette runtergespült und erklärte, sie achte nicht umsonst auf ihre Ernährung und ließe sich nicht mit kalorienreicher Kost und Tabletten dick machen.

Die beiden verstanden sich auf Anhieb und verschaffte sich etwas Erleichterung, indem sie sich über den Arzt lustig machten.

In dieser Nacht, etwa um vier Uhr morgens, wachte Harmonie mit heftigen Herzrhythmusstörungen auf, wieder war der Puls mal sehr schnell, dann wieder zu langsam. Sie hatte Atemnot, Lippen und Haut wurden lila-blau. Kalter Schweiß lief ihr wieder über Stirn und Gesicht, sie war eiskalt.

Das Mädchen neben ihr machte das Licht an und rief die Krankenschwester. Diese piepte sofort per Funk den Arzt an, was zur Folge hatte, dass ein anderer verschlafener Neunmalklug erschien. Verärgert über die gestörte Nachtruhe fühlte er ihren Puls und fragte sie, was sie sich denn denken würde, nachts so einen Angstanfall zu bekommen. Das Herz wäre ja total aus dem Rhythmus und sie solle aufhören, die anderen und sich zu belasten.

In diesem Moment wurde Harmonie klar, wie krank und gefährlich einige Psycho-Ärzte offenbar sind. Aber in ihrem Zustand war es unmöglich, auch nur daran zu denken, die Klinik sofort zu verlassen. Wie soll man sich in solch einer Situation überhaupt verteidigen? Wer weiß, wozu so ein *Doktor* in so einem Moment fähig ist? Schreibt er womöglich einfach wütend *hysterisch* in die Akte?

Die Macht und Gefährlichkeit dieser beiden Ärzte war aus Harmonies Sicht enorm. Sie plante, am nächsten Tag die Klinik zu verlassen und überlegte sich genau, wie sie es dem selbstherrlichen Arzt sagen würde.

Das Ultraschall-Echo, ein Ultraschallbild des gesamten Herzens am nächsten Tag bestätigte ihr Gefühl, das Aneurysma und Tumor größer geworden waren. Auch das Loch im Herz war größer als beim letzten Mal. Der Kardiologe meinte, dass es das nur selten gäbe, aber sie lebe ja noch, sie solle diesen Zustand als *Schönheitsfleck im Herzen* bewerten.
Sie musterte sich noch im Spiegel der Umkleidekabine und bemerkte ihre bläuliche Hautfarbe, bevor sie zu dem gefürchteten Einzelgespräch mit dem Psychologen ging.
Seit kurzer Zeit wurden ihr Arm lahm und die Gesichtshälfte taub. Der Kardiologe meinte, dass das alles nur Stresssymptome wären. »Nehmen sie jeden Tag eine Aspirin Protect, dann klappt das schon«, sagte er zum Abschied, als sie aus der Kabine trat.

20 Treppenstufen hatte sie vor sich, bis zur Etage des Psychologen. Sie keuchte, krallte sich am Geländer fest, zog sich mit Mühe hoch. Wieder diese Enge in der Brust. *Alles nur Einbildung*, tadelte sie sich.

Endlich nun stand sie vor der Tür. Sie stand offen. Sie klopfte an und sah hinein. Mit einem Bleistift zwischen den Lippen und einem Block in der Hand saß er auf einem Sessel, die Beine übereinandergelegt.

Ernst schaute er sie mit prüfenden Blicken an. »Setzen sie sich.« Er wies auf einem Stuhl gegenüber von ihm.

Sie musste ein wenig grinsen, da er eine Cordhose anhatte, die seine dürren Beine betone. Ihr fiel sofort der Grashüpfer *Flip* aus *Biene Maja* ein. Aber auf keinen Fall durfte sie lachen – auf keinen Fall. Sie sah sich schon in der Zwangsjacke und damit vergingen diese Gedanken sehr schnell.

Sie lächelte ihn an und grüßte ihn mit einem freundlichem »Guten Morgen«.

Sein Gesicht war herrisch und seine Augen starr. »Damit Sie es wissen: Ich führe hier das Gespräch, nicht Sie. Ich stelle die Fragen und Sie antworten, ist das klar?«

Sie akzeptierte schweigend, gab sich locker und entspannt.

Er hielt ihr zunächst einen schier endlosen Monolog. Sie überlegte währenddessen, was sie zu Hause nach ihrer Rückkehr alles erledigen müsse. Zum Abschluss sagte er ihr, dass sie depressiv sei und

Angst-Panik-Anfälle hätte, sonst nichts. Mit dem Herz sei alles in Ordnung.

Sie erklärte ihm daraufhin, dass sie noch an diesem Tage die Klinik verlassene den Untersuchungsbericht des Kardiologen mitnehmen wolle. Doktor Neunmalklug war darüber natürlich sehr verärgert und meinte, dass dieser Bericht irrelevant wäre, sie sei auf seiner Station Patientin und er schreibe den Abschlussbrief. Schluss und Punkt. Sie solle endlich aufhören, sich einzubilden, dass sie herzkrank sei. Damit würde sie nur ihren Mann und ihre Kinder belasten. Eine Weiterbehandlung müsse sie selbst bezahlen, denn die Krankenkasse würde sich diesbezüglich bald weigern.

Da klingelte auf einmal das Telefon. Ominöserweise reichte er ihr den Hörer rüber und sagte kurz: »Für Sie. Der Kardiologe möchte mit Ihnen sprechen.« Die Stimme klang in ihren Ohren allerdings nach dem verschlafenen Pulsfühler der letzten Nacht, der sich nun als Kardiologe ausgab. Er sagte, dass sie eine Operation sicherlich nicht überleben würde. Sie hörte schweigend zu, bis er sich verabschiedete, sagte kein Wort. Hauptsache sie käme hier raus, dachte sie immerzu.

Auf dem Weg zurück ins Krankenzimmer stellte sie sich die Frage, wie so ein Verhalten von Ärzten, die ja einen Eid geleistet hatten, möglich sein konnte.

Kapitel 5
Wie man gebrochen wird

Als sie endlich zurück zu Hause war, sprangen ihre Söhne ihr lachend in die Arme. Steve war im Wohnzimmer und sah fern. Nach vielen Küssen für die Kleinen kam auch er und nahm sie in die Arme. Sie erklärte ihm, was vorgefallen war. Sie erklärte dann auch ihren Söhnen, warum sie sooft im Krankenhaus sei und dass es bestimmt jemanden geben würde, der ihr helfen konnte, sodass sie bald wieder dauerhaft zu Hause wäre.

Dazu erzählte Steve ihr, dass er in der Firma, in der auch die Betriebskrankenkasse war, zufällig im Firmenbus mitgefahren sei, in Richtung Kantine, und im hinteren Teil des Busses hätten sich einige Mitarbeiterinnen der BKK über Harmonie unterhalten. Er spitzte natürlich die Ohren, als er das mitbekam. Offensichtlich gab es in der Krankenkasse einen Vorgesetzten, der die Behandlungskosten der Versicherten senken wollte, indem er die behandelnden Ärzte unter Druck setzte, die Diagnosen für kostspielige Behandlungen auf *psychosomatisch* zu ändern. So auch in Harmonies Fall. Dieser Mann schreckte scheinbar auch nicht vor Rufmord zurück.

Steve und Harmonie besprachen ihre Optionen, kamen aber zu dem Schluss, lieber nichts zu unternehmen.

Es war kurz vor Weihnachten und alle freuten sich auf das Fest. Natürlich war das alles nicht so ohne Weiteres aus dem Kopf zu bekommen, aber Harmonie hatte die gesundheitlichen Symptome einigermaßen verdrängt. Innerlich hatte sie jedoch mehr und mehr das Gefühl, es sei fünf vor zwölf. Andererseits: Ihr geliebter Großvater war 78 Jahre alt, ihrer Urgroßmutter wurde stolze 96, ihr Vater hatte es zwar auch am Herzen, beschwerte sich aber nicht darüber, und ihre Mutter war fit wie ein Turnschuh. Wieso sollte also gerade sie früh sterben, ermahnte sie sich.

Sie kam nach Hause, nachdem sie ihre Söhne zur Schule gebracht hatte. Nichtsahnend schloss sie den Briefkasten auf. Vor zwei Wochen hatte sie die Untersuchung beim Amtsarzt bezüglich der Festeinstellung bei der Post. Danach hatte sie noch drei Wochen Urlaub. Nun teilte man ihr schriftlich mit, dass man sie nicht übernehmen könne, da beim Gesundheitscheck ein Herzdefekt festgestellt worden sei. Die Festeinstellung sei daher auf Dauer nicht möglich, aber man wünschte ihr trotzdem alles Gute. In dem sehr guten Zeugnis, das beilag,

war vermerkt, dass sie aus gesundheitlichen Grün-
den nicht übernommen wurde.

Da stand sie nun, mit Tränen in den in den Augen.
Ihre Welt zerbrach und das Gefühl, eine Versagerin
zu sein, stieg in ihr hoch.

Kapitel 6
Verfolgung durch die BKK

Die Anfälle kamen immer wieder: Herzrhythmusstörungen, Enge in Oberkörper, Brust und Rücken,
dazu Todesangst, Atemnot bis hin zur Bewusstlo-
sigkeit. Auch die lila-blau-grau marmorierte Hautfarbe fiel auf. Es sei sehr schwer, einen passenden
Lippenstift zu diesem Hautton zu finden, scherzte
Harmonie manchmal.
Die Anfälle erwischten sie überall, egal wo sie sich
aufhielt. Für alle Fälle hatte sie immer einen Zettel
dabei: *Akuter medizinischer Notfall* stand darauf,
aber das nutzte nichts, niemand half ihr wirklich.
Sie glaubte, da sie krank sei, könne sie die Krankenkasse nicht wechseln, wohin denn auch? Andere
Kassen wollten natürlich keine Herzpatienten übernehmen. Die Kasse, in der sie war, wollte aber die
Behandlungskosten auch nicht am Bein haben und
behauptete stets, das sei alles nur psychosomatisch.
In diesem Strudel aus Behauptungen, Erklärungen,
Zurückweisungen und der Sorge um ihre Gesund-
heit meinte Harmonie manchmal, den Verstand zu
verlieren.

Irgendwann meldete sich ein Herr von der Krankenkasse telefonisch bei ihr. Privat. Er schlug ihr

eine psychosomatische Kur vor, danach wären sie bereit, die Herzoperation zu genehmigen und die Kosten zu übernehmen. Misstrauisch willigte Harmonie ein, aber was sollte sie denn bei dieser Kur? Auch dass sie 14 Tage von ihren Kindern getrennt wäre, verursachte ihr ein flaues Gefühl im Magen. Sie erklärte dem Herrn daher, dass die Kurklinik höchstens 40 Kilometer entfernt sein dürfte, sodass sie jedes Wochenende zu ihren Kindern könne.

Einige Wochen später befand sie sich in einer Klinik für Psychosomatik. Diese lag nicht weit von der Stadt im Wald gelegen. Harmonie teilte sich ein Doppelzimmer mit einer anderen Patientin.
Diese Klinik war auf Menschen mit Depressionen und Angstzustände spezialisiert. In Vorträgen wurden stundenlang alle Arten von Angst anschaulich dargestellt. Komischerweise waren die Symptome, die Harmonie hatte, nicht dabei.
Sie sollte diese Maßnahmen fünf Wochen mitmachen, entwickelte aber schon nach einigen Tagen einen starken Widerwillen und große Traurigkeit. Jeden Tag, wenn sie zum Mittagessen in die Kantine ging, war ihr zum Heulen zumute, sie dachte an Steve und ihre Jungs, was sie jetzt wohl gerade essen würden. Sie hatte das Bedürfnis, nach zu Hause zu fahren, um sich um ihre Familie zu küm-

mern. Jeder Bissen blieb ihr fast im Halse stecken. Das führte dazu, dass sie in der Kantine nicht mehr essen wollte. Sie kaufte sich im Dorf Bananen und aß abends vor dem Zubettgehen eine.

Der einzige Grund, warum sie diese Tortur nicht abbrach, war das Versprechen des Herrn der BKK, dass sie die Herzoperation bezahlen würden, wenn sie die Kur absolvierte.

Eines Tages wurde eine außergewöhnliche Therapiemethode gegen Aggressionen angewandt. Dazu ging Harmonie mit ihrer Gruppe und einer Betreuerin in den Wald. Die Therapie bestand darin, dass die Patienten abwechselnd jeder einmal so laut schreien sollten, wie sie nur konnten. Ein männlicher Patient stieß einen so entsetzlichen Schrei aus, dass alle Gänsehaut bekamen. Es hörte sich an, als würde er abgeschlachtet.

In der Klinik bestand Harmonie darauf, dass ein Langzeit-EKG für zwei Tage angelegt wurde, da sie immerzu Herzrhythmusstörungen hatte. Ein Psychologe sagte ihr, das sei die Angst, sie solle diese kommen lassen und ihr zeigen, dass sie stärker sei. *Was für ein Blödsinn,* dachte sie. Mittlerweile hatte sie ja gelernt, was Angstattacken waren, die dauert höchstens eine halbe Stunde – aber ihre Anfälle dauerten Stunden, manchmal Tage!

Eines Morgens gegen vier erwachte Harmonie von einer weiteren Attacke, mit schrecklicher Luftnot und Engegefühl am Herzen. Sie hatte wieder diese dunkelblaue Hautfarbe und drückte den Notknopf. Natürlich kam keine halbe Stunde später ein Psychologe ins Zimmer und empfahl ihr, zwei Valium zu nehmen. Wenn das nicht reichen sollte, noch eine und noch eine, solange bis die Symptome verschwunden wären.

Kapitel 7
Der Beweis

Tagsüber wandelte Harmonie wie ein verfärbter Zombie zu den unsinnigen Anwendungen, die ihr verordnet worden waren, und durch die Nacht schleppte sie sich mit Valium – es war unerträglich. Weit konnte das Ende nicht mehr sein, überlegte sie nachts, in der Stille des Valiumrausches, und bat den Allmächtigen, diese Qualen zu beenden. Was hatten ihr Mann und ihre Kinder so von ihr? – Nichts! Eine Mutter, die nie dabei war, die alle halbe Jahre irgendwo im Krankenhaus lag … Auch Steves Jugend verging. Sie wollte, dass ihre Familie nach ihrem Tod, den sie jederzeit befürchtete, noch ein schönes Leben hatte und schrieb Abschiedsbriefe an ihre geliebten Söhne, damit sie sich nicht allzu sehr grämten. Und Steve … vielleicht hatte er noch Kontakt zu dieser Schönheit von Arbeitskollegin … er sollte nicht zu lange trauern. Sie überlegte auch, wie sie sich schmerzlos umbringen könnte, um all das endlich hinter sich zu haben, doch letztlich brachte sie das nicht fertig. Sie dachte nur immer an ihr Ende, ging den letzten Schritt aber nicht. Bei allem Leid wollten sie es ihren Kindern nicht zumuten, den Tod der Mutter verkraften zu müssen, wenn es nicht unbedingt sein musste. Und noch hatte sie ja etwas Kraft.

Allen anderen fiel auf, wie schlecht es Harmonie ging. Keiner glaubte daran, dass es eine Angststörung oder dergleichen sei.

Die Gruppensitzungen, in denen einige so schlecht schauspielerten, dass sogar Harmonie es erkennen konnte, belasteten sie besonders. Sie gehörte da nicht hin und musste sich diesen Quatsch dennoch Tag für Tag anhören. Sie betete, es möge bald vorbei sein.

An einem Nachmittag, als sie sich gerade alleine im Zimmer aufhielt, läutete das Telefon. Ein Kardiologe, bei dem sie vor einigen Tagen ein Langzeit-EKG angelegt bekam, hatte es ausgewertet und hochgradiges Vorhofflimmern festgestellt. Seine Sekretärin bestellte Harmonie für den nächsten Tag in die kardiologische Praxis.

Früh am nächsten Morgen wurde sie vom Kurzentrum zur Praxis des Kardiologen gefahren. Zunächst wurde sie geröntgt. Beim anschließenden Herzultraschall schlug der Arzt die Hände über dem Kopf zusammen. Er verstand nicht, wieso dieser Zustand im Herzen noch nicht behandelt worden war. Er sah das Septum-Aneurysma, das gut erkennbare große Loch im Herzen und den inzwischen drei bis vier

Zentimeter großen Tumor in der rechten Herzkammer. Er offenbarte ihr, dass er sie in eine Spezialklinik für Herzpatienten überweisen würde.

Richtig freuen konnte Harmonie sich darüber nicht, sie vertraute inzwischen niemandem mehr. Steve jedoch war erfreut und hatte endlich Hoffnung, dass etwas getan und nun alles gut würde.
Harmonies Eltern sowie ihre Schwester kümmerten sich abwechseln um die Jungs, wenn Steve zur Arbeit war, aber das beruhigte Harmonie nicht wirklich, vielmehr kamen nun Schuldgefühle dazu. Wie konnte sie das jemals gutmachen? Wahrscheinlich nie.

Mit der Einweisung in der Hand fuhr Harmonie per Bahn in eine 200 Kilometer entfernte Klinik, dort wurde sie stationär in der Kardiologie aufgenommen. Wieder wurde ein Herzultraschall durchgeführt und auch diese Untersuchung bestätigte die Diagnose. Daraufhin wurde ein 24-Stunden-Überwachungs-EKG angelegt.
Im Krankenzimmer stellte man Harmonie der Patientin vor, die mit ihr das Zimmer teilte, sie waren sich auf Anhieb sympathisch. Doch für Harmonie war das alles Nebensache – der Essensplan, was im Fernsehen lief und auch die Gespräche mit dieser

netten Frau: Sie wollte einfach nur saniert werden und raus aus der Klinik, wieder daheim sein und endlich auch daheim bleiben können, ohne Angst zu haben, wieder ins Krankenhaus zu müssen.

Der Toraxchirurg kam nachmittags persönlich zu ihr und bestätigte das Myxom in der rechten Herzkammer und erklärte Harmonie, dass alle Symptome der Beschwerden daher rührten. Es sei alles ganz deutlich zu sehen. Sie wollten aber noch das Herz von der Seite betrachten, da sie dabei erkennen konnten, wie sie den Schnitt bei der OP ansetzen mussten. Dafür würde ein TEE durchgeführt, eine transösophageale Echokardiografie. Das sollte am nächsten Tag geschehen. Dabei würde ein Schlauch mit einer Ultraschallsonde durch die Speiseröhre geschoben, bis das Herz zu sehen wäre. Natürlich bekäme sie eine Spritze und sie würde dabei fest schlafen.

Nach dem Abendessen kamen die Schwestern und machten sie bereit, mit Stützstrumpfhosen und Nachthemdchen, wie es in dieser Klinik für die Operationsvorbereitung üblich war. Ab zehn Uhr durfte Harmonie auch nichts mehr trinken.

Harmonie ging früh schlafen, sie konnte es kaum erwarten, dass endlich alles vorbei wäre und sie nach Hause konnte. In der Dunkelheit des Zimmers kreisten ihre Gedanken um ihre Familie. Hoffnung erfüllte sie. Sollte es tatsächlich wahr sein? Konnte sie die vorbereiteten Abschiedsbriefe vernichten?

Etwa um Mitternacht hört Harmonie die nette Frau neben sich bitterlich weinen. Sie fragte sie zaghaft, was sie denn habe. Sie weine vor Glück, erwiderte diese. Sie sei 45 Jahre alt und seit dem 21. Lebensjahr habe sie extreme Angstgefühle. Von allen Ärzten wurde sie als psychosomatisch krank und depressiv abgetan und war monatelang in psychiatrischer Behandlung. Der Arzt dort riet ihr, wenn die Angst käme, solle sie sich in Form eines Kreuzes auf den Boden legen, Gesicht nach unten, und ihre Eltern mit üblen Worten beschimpfen, dann würde die Angst vergehen. – Was für ein hanebüchener Rat! Jahrelang tat sie es, um Erleichterung zu finden, egal an welchem Ort und zu welcher Zeit. Einmal sogar in der Boutique, in der sie angestellt war, was letztlich zur Kündigung führte. Nun war sie vor einer Woche beim Internisten gewesen, hatte dort einen akuten Anfall und das sofort angelegte EKG zeigte, dass sie Vorhofflimmern hatte. Sie wurde daraufhin in diese Klinik eingewiesen und erhielt eine Implantation im Herzen. Nun war die schreckliche Angst weg. Sie konnte es immer noch nicht recht glauben und weinte daher vor Freude.

Am nächsten Morgen fuhren zwei Schwestern Harmonie in einen Raum, dort stand das TEE-Gerät. Das Personal benahm sich etwas merkwürdig, die Schwestern waren sehr unfreundlich. Sie sprühten Harmonie ein Mittel in den Rachen und schnallten ihr den Gurt mit der Plastiköffnung für den Sondenschlauch um den Kopf, damit der Arzt sofort nach seinem Eintreffen loslegen konnte. Der Hals wurde ganz taub. Harmonie ahnte Böses.

Der Arzt kam zur Tür herein und sagte: »Tag! Für diese Untersuchung brauchte man keine Spritze, es ist gleich vorbei.«

Ein Pfleger hielt Harmonie am Arm fest, der andere wurde fixiert. Sie fühlte sich hilflos und ausgeliefert, geradezu vergewaltigt, und versuchte, um Hilfe zu rufen, doch der Arzt schob ihr schon den Schlauch in den Hals schob einfach weiter, obwohl Harmonie Tränen über die Wangen liefen. Ihre Nase war wegen des Weinens ganz verstopft.

»Alles in Ordnung?«, fauchte der Arzt.

Die ältere Schwester fragte Harmonie, ob sie beim Kinderkriegen auch so zimperlich gewesen sei. Außerdem sei sie angeblich unter Narkose, wüsste es nur offenbar nicht. Sie könne gar nichts spüren.

Nach 20 Minuten war der Höllenritt vorbei, aber das Trauma für immer in ihre Seele eingebrannt.

Eine der Schwestern, denen Harmonie leidtat, kam später zu ihr und hatte ihre Akte dabei. Harmonie las zu ihrem Schrecken, dass der Nachtpfleger geschrieben hatte, sie hätte sich während eines Vorhofflimmerns an seinem Arm festgeklammert, was aber nicht stimmte. Zur Rede stellen konnte sie den Mann nicht, er hatte sich nach der Schicht krankgemeldet.

Die Schwester erzählte Harmonie auch von einem Telefonat mit dem Herrn von der Krankenkasse, der sie zu der Kur überredet hatte, nach der die Kasse die Operation bewilligen würde. Dass sie nun als akuter Notfall direkt in eine Spezialklinik gebracht wurde, war schließlich nicht ihre Idee gewesen. Er jedenfalls würde Harmonie nun als hysterisch bezeichnen und hätte erklärt, dass die Kasse die Kosten der Spezialklinik nicht übernehmen würde.

Harmonie verstand die Welt nicht mehr. Auch ihre Bettnachbarin konnte es nicht fassen. Sie war ja dabei gewesen, als der Pfleger wegen des Vorhofflimmerns kam. Der Pfleger hatte das Gerät leiser gestellt und Harmonie hatte nur als nette Geste die Hand auf seine gelegt und Danke gesagt. Warum hatte er etwas völlig anderes in den Bericht geschrieben?

Am Abend packte Harmonie und verließ am nächsten Morgen noch vor dem Frühstück das Haus. Hier würde ihr niemand mehr helfen. Innerlich schrie sie nach einem Arzt, dem sie Vertrauen konnte, der sie endlich gesund machte, sodass sie endlich mit ihrer Familie ein normales Leben führen würde.

Sie musste unterschreiben, dass sie auf eigenen Wunsch ging. Den Arztbrief nahm sie erst gar nicht an. Für diese verlogenen Typen hatte sie nur Verachtung übrig. Ihre Hoffnung, dass solche Machenschaften in Zukunft unterbunden würden und brutale Pfleger wie der, der sie bei der Untersuchung fixiert hatte, entlassen würden, war gering, aber vielleicht gab es ja doch noch etwas Gerechtigkeit. Sie empfand sich jedenfalls als Dauergast in der Hölle. Ihr Vertrauen wurde immer weiter enttäuscht.

Sie schleppte sich aus dem Krankenhaus. Zum Glück fuhr eine Straßenbahn direkt zum Bahnhof. Sie war sehr schwach. In der Straßenbahn wollte sie den Koffer auf die obere Ablage legen, dabei ging er auf und mehrere Kleidungsstücke fielen auf den Boden, als Krönung entglitt ihr auch noch der ganze Koffer. Die Leute starrten sie an. Das alles war zu viel. Voller Wut und Verzweiflung packte sie zusammen, stopfte die Kleider einfach in den Koffer, trat ihn dann mit den Füssen über den Boden, immer weiter, und mit jedem Tritt zischte sie: »Nimm das! Und das! Und das noch, das auch noch und das …« Die Leute sahen nur zu, bis Harmonie sich endlich wieder gefangen hatte. Der Koffer war ziemlich weit gerutscht. Sie beugte sich über ihn, machte ihn zu und trug ihn, als sei nichts gewesen, zu ihrem Sitzplatz.

Ihr gegenüber saß ein Gitarrenspieler, er hatte einen Platz am Fenster. Er spielte leise vor sich hin und sah sehr gutmütig aus. Sie sah in der Fensterscheibe, die ihn widerspiegelte, dass der Mann öfter zu ihr rüber sah, aber sie schaute nicht zurück, zog stattdessen ihre Ärmel weiter runter, sodass ihre lila Hautfarbe nicht so auffiel. Sie schämte sich sehr dafür.

Nach einer Weile erreichte die Straßenbahn den Bahnhof. Harmonie stand auf und wollte ihren Koffer nehmen, da wurde ihr schlecht und schwarz vor Augen. Sie verlor das Bewusstsein.

Sie erwachte in den Armen des Musikers, er hatte sie aufgefangen.
Er sagte: »Ihnen geht es doch nicht gut, sollen wir einen Arzt rufen?«

Doch sie verneinte, das hätte sie öfter, das wäre nur der Kreislauf.

Der nette Mann gab aber nicht auf. Er nahm ihren Koffer und stützte sie liebevoll am Arm. Er begleitete sie bis zum Bahnsteig und warteten sogar, bis der Zug kam – das Ticket konnte man damals noch im Zug kaufen.

Fürsorglich brachte er sie in den Zug und sagte lächelnd zum Abschied: »Der Koffer ist zu, sie können ihre Füße also schonen.«

Es gab also doch noch nette Menschen. *Ein schöner Zufall*, dachte sie. Sie öffnete das Fenster und ließ den Wind durch ihr Haar wehen.

Kapitel 8
»Herr Doktor, der Simulant in Zimmer zwölf ist tot!«

Während der Fahrt schrieb Harmonie Briefe an Steve und ihre Mutter, wie dankbar sie ihnen sei und dass sie gesund werden wolle. Sie versuchte, etwas Positives zu schreiben, das nun endlich etwas geholfen hätte, aber das wäre gelogen gewesen, das konnte sie nicht machen, sie musste bei der Wahrheit bleiben. Letztendlich warf sie die Briefe aus dem Fenster.

Mit leeren Händen saß sie da. Sie war leer, einfach nur leer. Leer mit den Gedanken an diesen idiotischen Pfleger, der diesen Unsinn in den Bericht geschrieben hatte. Wütend auf sich selbst, dass sie das Krankenhaus ohne einen wahrheitsgemäßen Entlassungsbericht verlassen hatte, der ihr zugestanden hätte. Sie dachte auch an jene Menschen, die Krankenhaus oder Klinik nicht einfach verlassen konnten. Niemals hätte sie geglaubt, dass es Patienten gäbe, die Angst vor dem Personal hatten, die eingesperrt waren und eigentlich gesund und bei klarem Verstand wären, würden sie nicht mit Psychopharmaka vollgestopft, aber nun wusste sie es. Menschen, denen man unterstellt, gar nicht krank zu sein, nur so zu tun, zu simulieren oder sich ihr Leiden nur einzubilden, die wie Lügner behandelt wurden. Sie dachte an den alten Witz: *Kommt die Schwester dem Arzt eilig entgegen: »Herr Doktor, der Simulant in Zimmer zwölf ist tot.« Sagt der Arzt: »Na, jetzt übertreibt er es aber.«*

Sie erreichte den Bahnhof ihrer Heimatstadt. Mit einem Ruck zog sie den Koffer aus dem Netz und schleppte sich sowie den Koffer bis zur Bushaltestelle.

Sie wartete eine Weile und endlich: Die Tür nach Hause öffnete sich. Eine Dreiviertelstunde Fahrt noch, jede Minute wurde zur Tortur.

Eine ältere Dame im Sitz gegenüber musterte Harmonie von oben bis unten und erzählte der Frau neben ihr lautstark, dass sie alleinstehend gewesen sei, als sie noch arbeitete. Sie arbeitete in einer Tankstelle, ein harter Job, wie sie sagte, kümmerte sich nebenbei noch um den Haushalt und zog fünf Kinder groß, alle hätten studiert. Nicht so wie die verwöhnten jungen Menschen heute, die außer Reisen nichts im Sinn hätten. Sie blickte Harmonie beim letzten Satz in die Augen.

Harmonie meinte darauf nur: »Ach, und geschlafen haben sie natürlich niemals.«

Die Frau sah weg und kaute auf ihren Lippen, schluckte jedes weitere Wort hinunter.

Noch ein paar Haltestellen. Harmonies Herz klopfte heftig und sie fragte sich, ob ihr wohl jemand die Tür aufmachen würde. Sie ignorierte die miesepetrige Frau ihr gegenüber einfach und freute sich, als sie endlich aus dem Bus aussteigen konnte.

Sie ging mit ihrem Koffer die Straße entlang, nach Hause, es waren noch zwei Kilometer.

Kapitel 9
In letzter Sekunde

Nur noch ein paar Schritte bis zur Haustür … dieses Mal klopfte ihr Herz wirklich vor Aufregung. Sie hörte schon die Stimmen ihrer Jungs durch das geöffnete Fenster, es war Sommer, sie spielten. Mit einem Kloß im Hals drückte sie auf die Klingel.

Ihr ältester Sohn kam mit polternden Schritten die Treppe herunter. Er war inzwischen so groß geworden, dass er alleine an die Tür ging. Er strahlte, als er seine Mutter sah, sprang ihr voller Liebe in den Arm und küsste sie.

Kaum war sie in der Wohnung, kam auch schon ihr Jüngster mit einem Jubelschrei angestürmt und schlang seine kleinen Arme um sie.

Steve war begeistert. »Wie haben die das denn nun in Ordnung gebracht?«, wollte er wissen.

Sie wollte nicht lügen und sagte nur: »Darüber sprechen wir später, Schatz.« Sie unterdrückte die Tränen, die in ihr aufstiegen.

Er sagte, dass er ein paarmal im Krankenhaus angerufen habe, aber man sagte ihm immer, Harmonie wäre gerade in Behandlung.

Ihre drei Männer waren so glücklich, dass sie da war, dass sie ihnen nicht erzählen mochte, was passiert war. Die Kinder fragten, ob ihre Mami nun für immer zu Hause bliebe, und Harmonie antwortete, um nicht lügen zu müssen, es gäbe nur noch eine Untersuchung. Fakt war allerdings, dass sie unbedingt einen Arzt ihres Vertrauens finden musste, der sich nicht von der Krankenkasse beeinflussen ließ.

In den nächsten Tagen bemühte sich Harmonie darum, ihrer Familie ein kuscheliges Zuhause zu bieten, sie sollten sich wohlfühlen und spüren, dass sie zurück war. Sie deckte zu jeder Mahlzeit liebevoll den Tisch, ließ den Jungs abends ein Bad ein und machte ihnen dazu Musik an und las ihnen Gutenachtgeschichten vor. Als ihr Jüngster sie fragte, warum sie so eine komische Hautfarbe habe und ob es ihr gut ginge, sagte sie nur, dass es noch eine Untersuchung geben würde, danach würde sie sicher wieder so aussehen wie früher. Sie beschloss, sich bei einer Internistin vorzustellen, die ihre Praxis ganz in der Nähe hatte.
Doch zunächst behielt sie diese Entscheidung für sich. Für alle Fälle schloss sie für sich eine Sterbeversicherung ab, denn für sie fühlte es sich wieder an wie fünf vor zwölf, als wären ihre letzten Tage angebrochen.

Sie waren, wie früher, am Sonntag bei Harmonies Mutter zum Essen eingeladen, die nur einen Kilometer entfernt wohnte. Ihr Vater war vor Kurzem an einem Herzinfarkt gestorben.

Steve konnte leider nicht mitkommen, so ging Harmonie mit den Jungs alleine.

Wie üblich waren auch andere nahe Verwandte eingeladen und es war wie immer tolle Stimmung. Doch dann begannen ein paar Witzeleien, dass Harmonie sich wohl einen kleinen Urlaub auf Kosten der Krankenkasse gegönnt hätte und schnell stand der Vorwurf im Raum, dass sie alle das ja wohl mit ihren Krankenkassenbeiträgen mitfinanziert hätte. Sie warfen Harmonie vor, eine Simulantin zu sein, was sie völlig aus der Fassung brachte. Ihre Kinder waren den Tränen nah. Wäre Steve dabei gewesen, hätte er die anderen zurechtgewiesen, aber Harmonie brachte einfach kein Wort heraus, so schockiert war sie. Auch ihre Mutter war sprachlos. Ein geschmackloser Scherz folgte dem nächsten, dass man Harmonies Akte ja wohl nur noch mit einem Lkw transportieren könne, weil sie so dick sei.

Harmonie flüchtete schließlich.

Voller Selbstzweifel fragte sie sich plötzlich, ob an diesen Vorwürfen womöglich etwas dran war. Vielleicht half ihr deshalb niemand im Krankenhaus, weil sie wirklich ein Simulant war und sich alles nur einbildete. Sie weinte bitterlich und stand im strömenden Regen vor der Haustür.

Ihr Ältester kam zur Tür und sagte: »Mami, die sind doof. Du bist die Beste!«

Sie nahm ihn zärtlich in die Arme, drückte ihn. Als sein Bruder dazu kam, ging sie mit den beiden nach Hause.

Diese Demütigung brannte ihr auf der Seele. Aber sie musste jetzt stark sein, ihre Kinder brauchten eine Mutter. Sie musste kämpfen und durfte sich nicht unterkriegen lassen, so sehr es auch schmerzte.

Am nächsten Morgen, nachdem sie die Jungs zur Schule gebracht hatte, wagte sich Harmonie in die Praxis der Internistin. Es war eine junge Ärztin, die sie dort begrüßte. Während der Anamnese fiel ihr sofort Harmonies Hautfarbe auf und sie fragte, ob Harmonie genug Luft bekäme. Sie machte ein EKG und prüfte den Sauerstoffgehalt des Blutes. Als sie die Ultraschalluntersuchung machte, konnte sie kaum glauben, was sie da sah. Harmonie erzählte ihr daraufhin, was ihr bislang widerfahren war und dass der Mann von der Krankenkasse ihr die Behandlungskosten verweigern würde.

Die Ärztin verschrieb ihr wegen ihrer Herzdefekte blutverdünnende Spritzen.

Kapitel 10
Die Bombe tickte

Gegen 19 Uhr, die Jungs waren gerade zu Bett gegangen, wurde Harmonie von einer staken Übelkeit erfasst. Sie hatte das Gefühl, sie müsse sich übergeben, konnte sie jedoch nicht bewegen. Sie bekam auch keine Luft mehr.

Steve erkannte den Ernst der Lage und rief den Notarzt. Dieser kam per Hubschrauber. Der Notarzt meinte, dass Harmonie dringend Sauerstoff bräuchte und schwere Herzrhythmusstörungen hätte. Ein Krankentransport fuhr sie daraufhin in jene Klinik, in der die ganze Geschichte begann. Das bekam sie aber nicht mehr bewusst mit, denn sie hätte sich sonst dagegen gewehrt, wieder in dieses Krankenhaus zu kommen. Sie hatte eine extreme Zyanose und Schnappatmung. Die Beine waren angeschwollen. Der Notarzt untersuchte sie per Ultraschall und fand das Myxom. Er versicherte Harmonie, ihr zu helfen.

Im Krankenhaus übernahm dann jedoch ein anderer Arzt. Er ermahnte Harmonie, dass dies ein Krankenhaus und nur für kranke Menschen gedacht sei und setzte die blutverdünnenden Spritzen ab, die die Ärztin verschrieben hatte. Den Herzmonitor brachte man wieder weg.

Am nächsten Morgen kam die Schwester ins Krankenzimmer und stellte das Essenstablett geräuschvoll auf den Tisch, mit der Bemerkung, dass sie nicht am Bett servieren würde. Als sie ging, ließ sie die Tür offen.

Harmonie hatte keinen Hunger. Sie fühlte sich todmüde und bis zur Grenze des Erträglichen erschöpft. Das langsame Erwachen wurde für sie zum Albtraum, mit der Atemnot und der ganzen Pein, die sich seit einiger Zeit durch ihr Leben zog.

An ihrem Bett stand ein Telefon, obwohl sie gar kein angemeldet hatte. Es klingelte um acht Uhr und sie nahm verwundert den Hörer ab. Wütend schnauzte sie eine männliche Stimme an, es war der Kerl von der Krankenkasse. Er meinte, er würde sie in die Psychiatrie einweisen lassen.

Vom Schwesternzimmer aus rief sie Steve an. Sie sagte ihm, sie habe Angst, was als Nächstes passieren würde. Er beruhigte sie und meinte, das könnte man mit einem geistig gesunden Menschen gar nicht machen, außerdem hätte der Notarzt ja auch gesehen, was los sei.

Mittags stand plötzlich eine große rothaarige Frau neben Harmonies Bett, in ihrem Gesicht war mit Sommersprossen nicht gegeizt worden. Sie hätte ein paar Fragen, sagte sie. Erst sollte Harmonie etwas unterschreiben. Sie las die Worte *Psychologi-*

sches Konsil als Überschrift und erklärte, sie werde das nicht unterschreiben, da sie nicht einverstanden wäre. Es bestand ja auch keine Verpflichtung dazu. Was immer in so einem Konsil geschrieben steht, bleibt für mindestens zehn Jahre in den Akten. Das hat unter anderem auch Auswirkungen auf Lebensversicherungen und dergleichen, da bei Versicherungsanträgen natürlich auf die Akten zurückgegriffen wird.

Obwohl Harmonie bereits erklärt hatte, das Konsil nicht zu unterschreiben, begann die Frau mit ihren Fragen: »Arbeitet Ihr Mann? Sind Ihre Kinder gesund? Fühlen Sie sich krank? Lebt Ihre Mutter noch?« Harmonie hatte das Gefühl, dass es gar nicht um die Antworten an sich ging, sondern darum, wie sie sie beantwortet. Die Frau versuchte scheinbar, Harmonie aus der Reserve zu locken, in dem sie auch sehr intime, persönliche Fragen einstreute und teilweise schon beleidigend wurde. Sie fragte Harmonie, ob sie hysterisch wäre, aber diesen Gefallen tat Harmonie ihr nicht. Die Frau wurde immer wütender und patziger, bis Harmonie schließlich sagte, sie wolle das Gespräch beenden. Sie würde keine Fragen mehr beantworten, ohne dass ihr Mann oder ihre Mutter dabei wären.

»Gut, dann schließen wir das hier ab, aber sie sollten wissen, dass morgen wieder ein TEE gemacht wird«, meinte die Frau daraufhin verärgert und ging.

Harmonie hatte den Eindruck, dass da eine gewisse Schadenfreude mitschwang. Sie hatte die letzte TEE-Untersuchung im Krankenhaus nicht vergessen, es war eine gewaltvolle und schmerzhafte Erfahrung gewesen. Sie dachte sie den ganzen Tag daran, den ganzen Abend und die ganze Nacht.

Früh am nächsten Morgen kam eine mürrische Krankenschwester ins Zimmer. »Es ist so weit«, donnerte sie. Es war wie ein aufziehendes Gewitter. Mit dem Krankenbett wurde Harmonie in eine Art Operationssaal direkt neben das EKG-Gerät geschoben. Nur eine der anwesenden Schwestern begrüßte sie und stellte sich vor.

Harmonie wollte sich vergewissern, ob sie sediert würde, aber die Schwester meinte, dass dies der Arzt entscheiden würde.

Plötzlich stand der Arzt neben Harmonie, ein sehr kleiner Mann. Er hatte sehr schmale Lippen, tiefe Zornesfalten auf der Stirn und starke Falten um den Mund bis zum Kinn. Er wirkte auf Harmonie einschüchternd und fast brutal. Als die Schwester den Raum verließ und mit diesem Mann alleine ließ, wurde Harmonie regelrecht unheimlich und sie stieß innerlich ein Stoßgebet aus.

Dann riss sie sich zusammen und erklärte, so ruhig wie möglich, dass diese Untersuchung für sie nur unter Narkose infrage käme. Er riss daraufhin die Augen auf und seine Blicke trafen sie wie kalter Stahl. Während er einem tiefen Atemzug nahm, hielt er ihr ein Blatt Papier vor die Nase und begann laut, fast schon schreiend vorzulesen: »Kein Vorhofseptumaneurisma, kein Myxom in der rechten Herzkammer und keine Herzrhythmusstörungen.« Bei jedem Satz schlug er heftig auf das Blatt. Er bekam einen hochroten Kopf und die Adern an seinem Hals traten hervor. »Damit Sie es wissen: Sie haben es am Kopf!« Wütend starrte er sie an.

Harmonie erstarrte.

Er meinte angespannt: »Ich werde nun diese Untersuchung trotzdem bei Ihnen durchführen, aber ohne Narkose.«

Sie antwortete darauf: »Dann weigere ich mich!« Sie sprang auf und wollte zu Tür.

Als sie die Tür aufzog, bemerkte sie die Krankenschwester, die gelauscht hatte und ihr nun zunickte. Anscheinend waren es zwar ein Vier-Augen-, doch zum Glück auch ein Sechs-Ohren-Gespräch.

Während Harmonie von zwei anderen Schwestern zurück in ihr Zimmer gebracht wurde, rief der Arzt ihr über den Flur hinterher: »Ganz sicher gehen Sie heute nach Hause.«

Sie rief lautstark zurück: »Das ist aber auch das Mindeste!«

Die Patienten, die im Flur standen, bekamen alles mit.

Im Fahrstuhl kamen Harmonie dann doch die Tränen. Sie verstand einfach nicht, was das alles sollte. Selbst die den etwas resoluteren Schwestern, die sie eher schroff behandelten, tat sie leid.

Nachdem Harmonie in ihrem Zimmer kurz zur Ruhe gekommen war, öffnete sich schon wieder die Tür. Mit schnellen Schritten kam der Stationsarzt mit dem Entlassungsbericht herein. Er sagte: »Wenn man ein Auto in die Werkstatt bringt, findet man immer etwas«, und ging. Harmonie fragte sich, wer da eigentlich in die Psychiatrie gehörte.

Steve kam sie abholen, er war ziemlich sauer. Er sah schon lange, dass sie wirklich herzkrank war, jeder sah es. Er ging wütend zum Stationsarzt und fragte, wieso seine Frau keine anständige Behandlung bekäme. Die Assistenzärztin sagte ihm, er solle Harmonie nicht mehr beachten, sonst bekäme sie das *Aufmerksamkeitssyndrom* und dann würde die eingebildete Herzkrankheit nie mehr aus ihrem Kopf verschwinden. Steve fragte sie daraufhin, was sie denn für Ärzte wären, das sähe doch jeder Blinde, dass da etwas mit ihrem Herzen nicht stimme. Er nahm Harmonie an der Hand und sie gingen.

Auf der Heimfahrt war sie verzweifelt und hatte Schuldgefühle, weil sie wieder eine Woche von Zuhause weg war, ohne dass sich etwas geändert hätte. Sie wurde weiterhin als Simulantin eingestuft und vergoss darüber bittere Tränen. Dieses ganze Hin und Her hatte sie so zerrüttet, dass sie Steve nun ernsthaft vorschlug, sich von ihr zu trennen, damit er und die Jungs ein ruhiges Leben ohne dieses ständigen Schrecknisse hätten. Er solle sich eine andere Frau nehmen.

Steve hielt an, nahm sie in den Arm und sagte: »Was die mir dir vorhaben, weiß ich nicht, aber ganz sicher werden die nicht helfen. Wenn wir das jemandem erzählen, glaubt uns keiner, aber ich sehe ja, was sie mit dir machen. Wir werden eine Lösung finden, glaub mir. Und ich will keine andere Frau, ich will dich, und zwar gesund.«

Es war kein Trost für sie. Sie hatte keine Hoffnung und keine Kraft mehr. Sie war mittlerweile viel zu dünn und hatte nichts mehr zuzusetzen.

Schweigend fuhren sie nach Hause. Die Kinder schliefen bei ihrer Oma, da diese gerade Urlaub hatte.

Sie gingen gleich ins Bett, denn dieser Abend hatte sie beide erschöpft.

Harmonie fand keine Ruhe. Ihr Herz spielte verrückt, ihr war übel und sie wollte sich übergeben, konnte sich aber nicht bewegen. Sie wollte Steve rufen, aber ihre Zunge war taub. Sie rollte sich aus dem Bett, ihr linker Arm war gelähmt, ihr Gesicht war ebenfalls linksseitig gelähmt – sie sah es im Spiegelschrank vor dem Bett – und sie konnte nicht mehr schlucken. Sie wurde bewusstlos.
Davon wurde Steve wach und fand sie auf dem Boden. In seiner Verzweiflung rief er nicht den Notarzt, sondern fuhr Harmonie zu der Internistin. Er war mit seiner Kraft und Geduld auch am Ende.

Die Ärztin war glücklicherweise zu dieser späten Stunde noch in der Praxis, weil sie Papierkram erledigen musste, und brachte gemeinsam mit Steve eine Krankentransportliege zum Wagen. Harmonie kam gerade zu sich. Sie wollte sich übergeben, aber der Mund war taub, sie konnte nicht schlucken und spürte ihre Zunge nicht mehr. Die Ärztin beugte sich über sie, gab ihr die Hand und sagte, sie habe einen Schlaganfall. Sie spritzte ihr sofort das blutverdünnende Mittel.

Harmonie wurde immer wieder bewusstlos. Gegen 23 Uhr wurde sie auf der Intensivstation einer Klinik für Schlaganfallpatienten wieder wach. Vor 14 Tage war sie gerade mal 40 geworden! Sie sah ihr Spiegelbild im dunklen Fenster neben ihrem Bett, ihr Gesicht war total verformt und sie hatte keine Gefühle mehr darin.

Am nächsten Morgen bekam sie die Diagnose: Schlaganfall, durch Vorhofflimmern verursacht. Da sie keine Blutverdünner bekommen hatte, hatte sich ein Thrombus gebildet und war ins Gehirn gelangt.

Herrn / Frau

Praxis
Dr.

Arztbericht

Sehr geehrte Frau Kollegin,
sehr geehrter Herr Kollege,

wir danken für die freundliche Überweisung Ihres Patienten / Ihrer Patientin,
der/die vom _26.10_ bis _10.11.06_ in stationärer Behandlung war.

Diagnosen: Hirn Stamm Infarkt.

Befunde: Hern weg Infarkt.
intermittierende Verhaltfrinnen 1 koll.

Mit freundlichen, kollegialen Grüßen

| Chefarzt | Oberarzt | Stationsarzt |

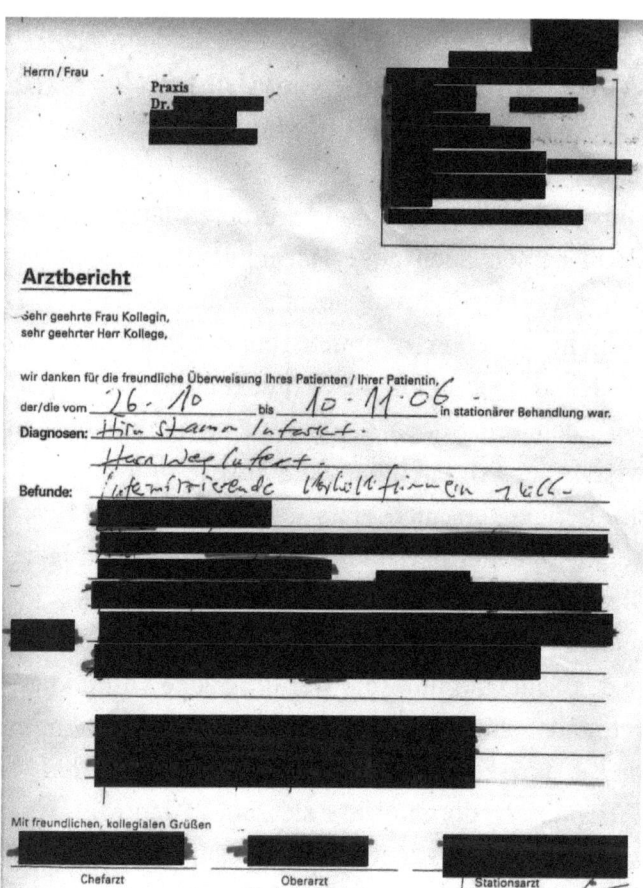

Kapitel 11
Wenn die Hoffnung erwacht, legt die Verzweiflung sich schlafen

Durch die Blutverdünnung wurde es langsam aber stetig besser, auch hatte Harmonie *Verapramil* gegen die Herzrhythmusstörungen bekommen. Das Gesicht war noch asymmetrisch, der linke Arm und die Hand noch lahm, die Schluckbeschwerden störten auch sehr, doch das würde sich mit der Zeit wieder bessern, meinten die Schwestern.

Sie berichteten auch, dass der Herr von der Krankenkasse angerufen und Unterlagen geschickt habe, die belegen sollten, dass es sich um Hypochondrie und Psychosomatik handele, doch für die Fachkräfte der Schlaganfallklinik war die Sache völlig klar.

Jemand legte ihr ein Buch auf den Nachttisch, es hieß *Arzt/Patient, Krankenhaus-Rechte und -Pflichten*. Dadurch erfuhr sie zum ersten Mal, welche Rechte als Patientin sie überhaupt hatte.

Dann rief die Internistin an, die fassungslos war, dass der Krankenkassenmensch bei ihr zu Hause anrief. Er hatte behauptet, dass Harmonie in mehrere Krankenhäuser als Notfall eingeliefert worden sei, und bestand darauf, dass sie dich der Diagnose *Hypochondrie* anschließen solle, sonst würden sie nicht zahlen. Sie fragte ihn, wer er glaube zu sein.

Sie sei die Ärztin und was sie sehe, habe mit Hypochondrie nichts zu tun. Er erklärte ihr, er habe früher mal in der Kardiologie als Pfleger gearbeitet und würde sich damit auskennen. Die Ärztin beendete das Gespräch an diesem Punkt. Sie hielt zu ihrer Patientin und ermöglichte Harmonie damit endlich die langersehnte Heilung, denn sie gab ihr Kraft und den nötigen Mut, um die weitere Behandlung durchzustehen.

Je besser es Harmonie ging, desto stärker und entschlossener wurde sie. Sie forderte von den Kliniken die Unterlagen über sich an, unter anderem eine Kopie des TEEs, und kümmerte sich noch vom Krankenhaus aus um einen Wechsel der Krankenkasse.
Eine junge Außendienstmitarbeiterin kam dann keine zwei Wochen nach Harmonies Entlassung aus der Schlaganfallklinik zu ihr nach Hause. Sie hörte sich das ganze Horrorszenario an und war empört über diese unglaublichen Machenschaften, die Harmonie und ihrer Familie widerfahren waren. Sie leitete für Harmonie die Kündigung bei ihrer bisherigen Kasse ein und Harmonie unterschrieb den neuen Vertrag. Ihre Mutter und ihr Mann wechselten gleich mit. Sie bekam dann sogar sofort das *Vitaphone 100IR EKG* auf Rezept zur häuslichen

Verwendung. Damit konnte man die EKGs des Herzens jederzeit, egal wo man sich befand, an den Arzt senden, von der Arbeit, ja sogar vom Urlaub aus. Damit ließen sich nun auch das Vorhofflimmern, die Herzrhythmusstörungen und Bradykardien belegen.

Die Bilder ihres Herzens, die Kopien der EKGs und die CD mit dem TEE bekam sie tatsächlich alle zugesandt, nachdem sie diese schriftlich angefordert hatte. Die Beschreibung ihrer Symptome schickte sie an einen Professor einer Spezialklinik.
Nach ein paar Tagen kam die Antwort. Aufgrund der Befunde und des TEEs wäre eine OP dringend erforderlich, meinte er und hatte gleich einen Terminvorschlag beigelegt.
Harmonie spürte, dass ihr nun endlich wirklich geholfen wurde.

Der Professor untersuchte sie persönlich ausführlich, obwohl sie keine Privatpatientin war, und war erstaunt, wieso ein solcher Befund nicht schon längst saniert wurde. Sie wurde zur Vorbereitung übers Wochenende dabehalten und gleich am Montagmorgen vom Professor persönlich operiert. Er kam danach auf die Intensivstation, um nach ihr zu sehen, und bestätigte ihr, dass das Myxom viel zu groß für das Herz war, die drei defekte im Herzen waren definitiv nicht zu übersehen! Er hatte nun alles mit der Operation in Ordnung gebracht.

Trotz starker Schmerzen weinte Harmonie vor Glück. Endlich war es überstanden und sie konnte endlich, endlich wirklich heim.

Die Krankenkasse bezahlte alles, ohne zu zögern, auch die Fahrt hin und zurück. Sie steht Harmonie bis heute zur Seite, wie es sich für eine gute Versicherung gehört.

Auch mit der Internistin, die ihr bei dem Schlaganfall das Leben rettete, ist sie immer noch befreundet.

OPERATIONSBERICHT

Prof. ▮▮▮▮ Geschrieben 28.02.2008 – Diktat vom 27.02.2008

Patienten-Daten				
Name	▮▮▮	Pat.-ID:		▮▮▮
Vorname	▮▮▮	OP-Nr.		▮▮▮
geb.	▮▮▮	HLM-Nr.		▮▮▮
Diagnosen	[Q21.1]	Zustand	eines Vorhofseptumdefektes ▮	
	[I48.10]	Paroxysmales Vorhofflimmern		
	[D48.7]	Tumor unklare Dignität im rechten Vorhof im Bereich des septalen Trikuspidalklappensegels DD: Lipom, Myxom		
Operation				
	[5-356.2]	ASD-Restverschluss		
	[5-371.33]	Kryoablation		
	[1-580.0]	großzügige Biopsie des verdächtigen Gewebes		
	[3-052]	Intraoperative TEE-Kontrolle		
	[5-986]	Eingriff in minimalinvasiver Technik		

Allg. OP-Daten			
von Station		verlegt nach	nach Intern
OP-Saal	▮▮	OP-Datum	27.02.2008
▮▮	▮▮	Beginn (Schnitt)	08:42 Uhr
		OP-Ende (Naht)	12:17 Uhr
Narkose-Art	▮▮	Op-Zeit (gesamt)	215 min.
OP-Team			
Operateur	▮▮▮		
1. Assistent	▮▮▮		
Kardiotechnik	▮▮▮		
Spez. OP-Daten			
Myocard-Protektion Anzahl Plegie	▮	Menge	▮▮
		Dauer (gesamt)	12 min.
Oxygenator Art	▮▮	Bypasszeit	162 min.
Typ	▮▮	Aorten-Klemmzeit	99 min.
min. Körpertemp.	▮▮	Re-Perfusionszeit	24 min.

Indikation:

Bei der Patientin besteht ein Vorhofseptumdefekt ▮▮▮▮▮▮▮ ▮▮▮▮▮ paroxysmales Vorhofflimmern, sowie eine tumoröse Struktur im rechten Vorhof in enger Lokalisation zum septalen Segel der Trikuspidalklappe. Es besteht die Indikation zum operativen Eingriff ▮▮▮▮▮▮▮

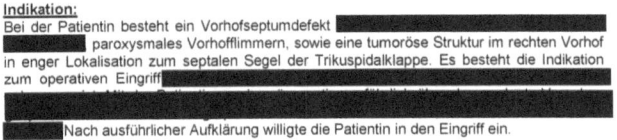

▮▮▮ Nach ausführlicher Aufklärung willigte die Patientin in den Eingriff ein.

Draußen schneite es, Straßen und Dächer waren mit einer wundervollen weißen Schicht bedeckt. Der Schnee roch frisch. All das hatte Harmonie vor der rettenden Operation nicht mehr wahrnehmen können. Ihre Söhne waren inzwischen fast erwachsen.

Mit der ganzen Familie Weihnachten zusammen zu sein war für sie das größte Glück.

Ende

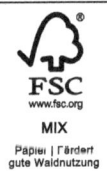

FSC
www.fsc.org

MIX

Papier | Fördert
gute Waldnutzung

FSC® C083411

Zeitfracht Medien GmbH
Ferdinand-Jühlke-Straße 7
99095 Erfurt, Deutschland
produktsicherheit@kolibri360.de